RECHERCHES

SUR LA NATURE ET LE TRAITEMENT

DES

MANIFESTATIONS LARYNGÉES

DE LA TUBERCULOSE

PAR

J. BERGEAUD,

Docteur en médecine de la Faculté de Paris,
Ancien externe des hôpitaux et hospices civils de Paris,
Médaille de bronze de l'Assistance publique.

PARIS

ADRIEN DELAHAYE, LIBRAIRE-ÉDITEUR

PLACE DE L'ÉCOLE-DE-MÉDECINE

1873

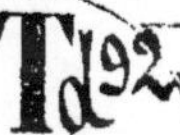

RECHERCHES

SUR LA NATURE ET LE TRAITEMENT

DES MANIFESTATIONS LARYNGÉES

DE

LA TUBERCULOSE

RECHERCHES

SUR LA NATURE ET LE TRAITEMENT

DES

MANIFESTATIONS LARYNGÉES

DE LA TUBERCULOSE

PAR

J. BERGEAUD,

Docteur en médecine de la Faculté de Paris,
Ancien externe des hôpitaux et hospices civils de Paris,
Médaille de bronze de l'Assistance publique.

PARIS

ADRIEN DELAHAYE, LIBRAIRE-ÉDITEUR

PLACE DE L'ÉCOLE-DE-MÉDECINE

1873

AVANT-PROPOS.

Pendant les deux années que j'ai passées à l'Hôtel-Dieu, dans le service de clinique médicale, sous la direction de M. le professeur Béhier, j'ai vu bon nombre de phthisiques présentant des manifestations tuberculeuses du côté du larynx. De plus, j'ai eu la bonne fortune d'assister à deux leçons de notre illustre maître, sur la phthysie laryngée ; c'est de là que m'est venue l'idée de faire ma thèse sur cette affection. Cependant j'ai reculé devant la grandeur de la tâche, et j'ai pensé ne pouvoir aborder dans son ensemble une aussi vaste question. Car, quelque robuste que soit ma foi dans les travaux de nos maîtres, j'ai cru qu'il était préférable de prendre tel point de la question et de tâcher de l'explorer le plus complétement possible, tant à l'aide des lectures qu'à l'aide de l'expérience que pouvaient donner tant de malades semblablement frappés, et placés sous nos yeux par une sollicitude jalouse et soigneuse de notre instruction. J'ai pensé, m'appuyant sur l'autorité de Trousseau (qui définit la phthisie toute sorte de consomption), et qui, dans son mémoire avec Belloc, traite sous ce nom aussi bien celle qui a pour point de départ la diathèse tuberculeuse, que les diathèses syphilitique et cancéreuse ;

j'ai cru, dis-je, pouvoir changer le titre ordinairement employé de phthisie laryngée, pour donner à mon travail celui de *Recherches sur la nature et le traitement des manifestations laryngées de la tuberculose*, qui limite et spécifie mieux mon sujet.

Sous la bienveillante direction de M. Krishaber, dont la compétence dans les affections du larynx est incontestable; avec les données qu'ont bien voulu me fournir MM. Isambert et Moura, je me suis efforcé de faire œuvre de bonne foi, en même temps que de savoir; si j'y ai réussi, c'est à ces guides obligeants qu'en revient tout l'honneur, car ils ont mis sous mes yeux les résultats de leur pratique hospitalière ou particulière, avec une libéralité vraiment scientifique.

RECHERCHES

SUR LA NATURE ET LE TRAITEMENT

DES MANIFESTATIONS LARYNGÉES

DE

LA TUBERCULOSE

HISTORIQUE DU TRAITEMENT.

Nous serons bref sur l'historique du traitement des manifestations laryngées de la tuberculose.

Le plus grand nombre, en effet, des moyens indiqués datent de la découverte de Czemak. Comment voir, en effet, les lésions dans le larynx, sans laryngoscope et, sans les voir, comment les traiter ? C'est donc environ depuis quarante ans que l'on a fait le vrai traitement rationel, sinon efficace. Cependant il serait injuste de dire que les anciens n'y avaient pas songé. Le père de la médecine et l'école hippocratique conseillaient le cathétérisme du larynx avec de longs tubes creux. Dans Galien et les écrits galéniques, il n'est pas fait mention du traitement dans l'espèce. Aretée, guidé par un heureux empyrisme, conseillait les insufflations de poudre d'alun avec un roseau creux ; idée reprise dans les temps modernes par Bretonnau.

On voit que, comme traitement médical, de l'affection en elle-même, l'antiquité n'était pas féconde. Les complications étaient mieux connues et réclamaient une thérapeutique plus immédiate et plus radicale ; et, particulièrement, l'une d'entre elles, l'œdème laryngé. Aussi trouve-t-on dans les ouvrages des chirurgiens anciens de quoi faire largement l'histoire de la trachéotomie dans les affections du larynx.

Asclépiade, le premier, conseilla l'incision de la trachée dans les cas d'œdème laryngé.

Cœlius Aurelianus regarde cette pratique comme une chimère.

Parmi les chirurgiens plus modernes, elle a été moins discutée. Cependant Desault rejette ce moyen quand l'œdème inflammatoire atteint la trachée et le larynx tout à la fois.

Boyer blâme la pratique pourtant judicieuse de Desault.

Grodeeve, en 1815, a introduit l'usage d'une canule à demeure dans la trachée. Porter, en 1821, Marshall-Hall, Roux, Charles Bell. Seen, de Genève, ont, dans des cas analogues, pratiqué la trachéotomie avec le même succès. Des scarifications ont été mises en œuvre par Lisfranc et Legroux, puis reprises par Gordon Buck, de New-York.

Il faut citer encore, parmi les médecins, Joseph

Franck, Cayol et, avant eux, Sauvée et Laignelet, les
thèses de Pravaz, Papillon, et enfin les observations
de Louis et de M. Bouillaud. On conçoit que nous ne
poussions pas plus avant vos recherches historiques
sur le traitement médical de l'affection, ou chirurgi-
cal de ses complications, dans les temps plus rappro-
chés de nous; ce serait faire double emploi. L'un et
l'autre se confondent plus ou moins intimement avec
notre sujet, et nous aurons l'occasion dans notre chapitre de traitement proprement dit, de revenir sur
les traitements successivement proposés. Nous pouvons dire, dès maintenant, que Trousseau et Belloc
qui, les premiers, dans leur *speculum laryngis*,
avaient deviné le laryngoscope, ont résumé tout ce
qui avait été fait avant eux pour le traitement, dans
leur ouvrage couronné par l'Académie en 1837 et
qu'on y trouve bien moins le traitement de la phthisie tuberculeuse laryngée, que de sa complication
par l'œdème. « Le seul but que nous puissions nous
proposer, disent-ils, c'est d'apporter quelque soula
gement aux malades, et souvent chez les malheureux
atteints de ces cruelles affections nous sommes obli-
gés, quand la suffocation est imminente, de pratiquer
la trachéotomie, triste ressource qui n'est qu'un moyen
de prolonger l'agonie. »

Nous ne serons naturellement pas plus affirmatif
que Trousseau et Belloc, dans les lignes que nous venons de citer, et, pas plus qu'eux, nous ne songerons
à atteindre la chimère d'une guérison radicale, bien
que cela ait été vanté. Une amélioration, même mo-

mentanée, un soulagement plus ou moins long, sont de beaux résultats ; mais, comment atteindre ce but si l'on se maintient dans l'hypothèse ? Il faut donc commencer par reconnaître la maladie, sa nature et sa marche, avant tout traitement, lequel devra reposer sur des connaissances anatomo-pathologiques et cliniques.

NATURE DE LA MALADIE. MARCHE ET FORMES ANATOMIQUES.

Nature de la maladie.— Ici il n'y a pas d'historique à faire : les anciens ont ignoré absolument la nature de l'affection. La question est toute moderne.

Il y a en présence deux écoles distinctes : l'une niant l'existence de la laryngite tuberculeuse, l'autre la soutenant. La première a pour chef M. Louis, la deuxième M Vulpian en France, M. Virchow en Allemagne. Dès maintenant nous pouvons dire que la question est jugée sans appel, dans le sens de la seconde manière de voir, et nous ne nous engageons dans la voie des recherches à ce sujet, que parce que nous avons à cœur de connaître les différentes opinions.

Pour M. Louis, jamais on ne rencontre de granulations tuberculeuses dans le larynx, sur l'épiglotte ou dans la trachée.

Il y aurait souvent, suivant lui, chez les tuberculeux, une laryngite ulcéreuse produite surtout par le passage des crachats. M. Andral est moins affirmatif et pense que, dans le plus grand nombre des cas, les altérations ne sont pas de nature tuberculeuse. Trousseau et Belloc, sans préjuger de la lésion, pensent que les ulcérations du larynx sont plus communes chez les tuberculeux que chez les gens atteints de vérole. L'opinion acceptée par M. Jaccoud est une transition entre les deux écoles; il admet la possibilité des deux lésions séparées ou simultanées, et décrit deux formes : la laryngite tuberculeuse et la laryngite chez le tuberculeux (laryngites constitutionnelles, *Pathologie interne*, Jaccoud).

MM. Hérard et Cornil disent que l'altération glandulaire, dans laquelle on a voulu faire consister la maladie, se complique souvent de granulations tuberculeuses bien nettes, et que ces dernières peuvent préexister : « L'examen microscopique, disent-ils, est parfaitement concluant. Ces granulations sont composées de petits noyaux, de petites cellules cohérentes très-nombreuses, qui constituent dans tous les organes les granulations tuberculeuses. » (Hérard et Cornil, *De la phthisie pulmonaire*, édit. 1867.) Et ils citent à l'appui deux observations complètes, où l'examen microscopique a démontré « des granulations tuberculeuses non douteuses. »

Monneret et Fleury avaient vu deux cas de tuberculose laryngée, l'un appartenant à Grisolle et l'autre à M. Barth. (Notes à la traduction de Graves, Jaccoud.)

En Allemagne, les deux opinions ont des partisans et des détracteurs. D'un côté, Rinfleish nie la pro-

duction tuberculeuse ; d'autre part, Rokistansky pré-
tend que dans les voies aériennes et *surtout dans le
larynx*, le tubercule est fréquent. Seulement il ne
l'admet que comme consécutif à l'altération des
bronches et des poumons.

Pour Niemeyer, il y a là de petits tubercules qu'on
voit se ramollir, fondre et laisser à leur place de petits ulcères. La muqueuse change de couleur et perd
sa consistance, et c'est le plus souvent à la face inférieure de l'épiglotte, que les altérations se montrent.

L'opinion de Virchow est tout aussi tranchée,
dans une lettre adressée par lui à M. Krishaber, et
publiée dans le *Dictionnaire encyclopédique des sciences
médicales*, à l'article larynx, de Krishaber et Peter.
Enfin, dans les derniers travaux publiés en France,
on trouve sur cette discussion des documents impor-
tants.

Les auteurs de l'article *larynx*, que je viens de citer, disent que l'on trouve dans les ulcérations « une
prolifération très-abondante de cellules de tissu con-
jonctif, prolifération semblable à celle qui s'observe
dans la zone périphérique des granulations, et de plus
qu'on trouve très-souvent des agglomérations distinctes, ayant forme de granulations tuberculeuses
et, comme elles, atrophiées et caséeuses à la
fois. »

M. Tahon, dans sa thèse, a tranché la question
dans le sens de la tuberculose laryngée. C'est l'avis
que partage M. le Pʳ Béhier ; il nous a fait voir dans

le laboratoire de la clinique médicale à l'Hôtel-Dieu bon nombre d'examens micrographiques concluants et dus à M. le Dr Liouville, chef du laboratoire; en voici un exemple:

OBSERVATION I.

Recueillie par M. le Dr Strauss, chef de clinique. Autopsie et examen micrographique faits par M. le Dr Liouville.

Jules Sarlat, âgé de 42 ans, menuisier, entre le 27 février 1873 dans le service de M. le Pr Béhier, n° 17, salle Sainte-Jeanne.

Il tousse depuis quatre mois, il a été forcé il y a deux mois de suspendre tout travail par suite d'un affaiblissement musculaire considérable. Il a eu une sœur phthisique morte à 21 ans, ses autres proches sont bien portants.

N'a pas de sueurs nocturnes, ni d'hémoptysie. A eu plusieurs fois la diarrhée depuis deux mois. A son entrée à l'hôpital il avait, pour tout symptôme un point de côté qu'un vésicatoire a fait disparaître. Il a beaucoup maigri depuis deux mois.

Enrouement de la voix.

A la percussion, légère matité au devant du côté gauche de la poitrine sous la clavicule.

A l'auscultation, gros râles muqueux et même crépitants, gargouillement bien distinct au sommet du poumon gauche en arrière.

Pouls fréquent.

Toux fréquente et douloureuse.

Mort le 7 avril 1873.

Autopsie le 6 avril 1873.

Cavité thoracique. Pas d'adhérences, pas de liquide épanché. La surface pulmonaire est lisse à droite et donne à gauche une sensation granuleuse.

De ce côté la couleur du poumon est d'un gris noirâtre, marbré, à droite d'un rouge sombre. A la coupe le poumon est farci du haut en bas de petites cavernes, dont quelques-unes peuvent loger une noix, mais le plus grand nombre a de moindres dimensions. Les cavernes contiennent un liquide puriforme, très-épais. Entre les cavernes et à l'entour on trouve une infiltration tuberculeuse générale, à tous les degrés de ramollissement et dans laquelle le tissu propre du poumon paraît avoir complètement disparu.

A droite on constate les mêmes lésions, mais à un degré beaucoup moins avancé : le sommet présente quatre petites cavernules entourées d'une zone d'infiltration tuberculeuse. Dans le lobe moyen et inférieur, des granulations tuberculeuses en petits foyers peu nombreux commençant à se ramollir, la coupe ne laisse pas échapper de pus. Le lobe inférieur paraît presque entièrement sain.

La trachée et les bronches sont entourées de ganglions engorgés, pas d'ulcération ni à l'intérieur ni à l'extérieur des canaux aérifères.

Larynx. Un peu d'hyperémie à la partie inférieure de l'épiglotte et de la muqueuse laryngo-trachéale, hyperémie peu intense et n'occupant que des points limités.

La muqueuse épiglottique est un peu rugueuse, surtout dans ses parties latérales qui sont tuméfiées, mais il n'y a pas d'ulcérations.

Les cordes vocales supérieures sont saines, non épaissies ; elles présentent cependant à leur partie postérieure, au niveau de leur point de jonction avec les cordes vocales inférieures, un aspect rugueux et un peu tuméfié, aspect pointillé qui se retrouve sur la muqueuse inter-aryténoïdienne. La corde vocale inférieure à droite n'est pas altérée. A gauche au contraire et en arrière elle présente une ulcération d'aspect fistuleux. L'orifice cutané, allongé de deux millimètres environ d'étendue, communique avec une cavité plus étendue dans l'épaisseur de la corde et ne communiquant pas avec le ventricule de Morgagni. Le fond de cette cavité ressemble à celui d'une caverne tuberculeuse pulmonaire, mais ne présente pas d'autre partie fistuleuse pénétrant plus avant. Les ventricules sont sains.

L'examen micrographique pratiqué par M. Liouville a montré à l'état frais *des détritus caséeux dans le fond. Sur les bords on distinguait un processus analogue à celui des excavations tuberculeuses pulmonaires.* La muqueuse périlaryngée a une apparence œdèmateuse.

Ganglions engorgés autour de la trachée.

Cœur. Peu volumineux. Il paraît sain, quelques plaques laiteuses à la surface.

Abdomen. L'intestin est sain. Un peu de vascularisation de la partie moyenne de l'intestin grêle. Mais la muqueuse est saine, sans aspect rugueux ou dépoli par l'ulcération, pas de tubercules.

Foie. Volumineux, de consistance friable et gros. La coupe donne peu de sang.

Rate. Très-petite et friable, ridée et diffluente, à son intérieur pas de lésions tuberculeuses, pas d'infarctus.

Reins. Petits, se laissant facilement décortiquer. Leur surface présente quelques dépressions linéaires peu profondes en dessous desquelles le tissu est sain. Pas de tubercules, mais on remarque cependant un peu de congestion des deux substances.

MARCHES ET FORMES ANATOMIQUES.

De même que les lésions du larynx ne sont pas constantes quand la lésion pulmonaire existe, de même celle-ci peut manquer. On distingue quatre cas dans leur développement relatif.

La laryngite tuberculeuse peut être :

1° *Primitive.* — Les symptômes laryngés existent seuls ou semblent exister exclusivement. Double, cité par Trousseau et Belloc, disait : « Sans doute dans bien des cas la phthisie laryngée est unie à la phthisie pulmonaire, mais dans plusieurs circonstances aussi la phthisie laryngée n'est accompagnée d'aucune lésion des poumons. Plusieurs faits éclairés à la fois par le symptomatologie, l'auscultation et les nécropsies mettent cette proposition en évidence ». Borsieri prétendait même que non-seulement la phthisie laryngée peut être primitive, mais encore qu'elle peut déterminer la tuberculose pulmonaire.

2° *Simultanée.* — Quelquefois la tuberculose laryngée et la tuberculose pulmonaire marchent de front et simultanément. (Observations nombreuses de cela et notamment dans Trousseau et Belloc.)

3° *Tardive ou consécutive*.—D'autres fois la tuberculose pulmonaire se montre la première et le larynx ne se prend que dans les derniers temps.

4° Enfin, chez un sujet franchement tuberculeux d'autre part, une aphonie nerveuse peut en imposer pour des lésions laryngées, qu'elle se présente au début (primitive) ou dans le stade ultime (tardive) de la maladie. (Aphonie nerveuse primitive ou tardive des tuberculeux, Krisbaber, Gaz. hebdom. de méd. et de chir., Paris, 1868.)

Quoi qu'il en soit de ces variétés dans leur marche chronologique, M. Isambert a démontré l'identité de l'affection laryngée et de l'affection pulmonaire dans la marche comme dans les formes qu'elles revêtent. (Isambert, comptes-rendus de la Société de Médecine des Hôpitaux 27 décembre 1872.)

Il a fait voir qu'il y a une relation étroite entre les cas d'angine chronique de la gorge avec granulations disséminées et la laryngite tuberculeuse. J'ai vu à la consultation de la Charité un exemple de cette altération, et j'ai trouvé chez un malade du service de M. Béhier à l'Hôtel-Dieu un cas qui s'en rapprochait beaucoup.

OBSERVATION II.

Salle Sainte-Jeanne, service de M. Béhier.

Observation recueillie par M. Bergeaud, externe du service.

Jean-Baptiste Dussart, ouvrier en parapluies, âgé de 32 ans, entre à l'hôpital le 13 juin 1873 au n° 31 de la salle Sainte-Jeanne.

Il est malade depuis le mois de novembre 1873.

Bonne santé antérieure, il est d'une taille au-dessus de la moyenne.

Il a eu, dit-il, un *chaud et froid* avec frissons, claquements de dents, point de côté, vomissements, il a été forcé de cesser tout travail. Ses crachats étaient épais et collants. Le début a donc été une pneumonie franche.

Depuis il a toujours continué à tousser. Cependant jamais de crachats sanglants.

Quinze jours après le début, altération de la voix qui devient enrouée et éteinte, avec picotements à la gorge et douleur dans la déglutition quand le bol alimentaire arrivait en arrière du larynx. Les liquides passent mieux, dit-il.

Il a beaucoup maigri, sueurs nocturnes abondantes depuis sept mois. Depuis, le malade qui est très-intelligent a remarqué que ses ongles avaient changé de forme.

Actuellement, crachats nummulaires et caractéristiques de la lésion pulmonaire. Matité au sommet droit. A ce niveau, dans la fosse sus-épineuse, souffle caverneux, mais pas de gargouillement En avant on n'entend rien d'anormal. Le malade se plaint d'une vive douleur au niveau de la fossette sous-claviculaire. A gauche, en avant, quelques craquements au sommet sous la clavicule ; en arrière, même phénomène. La voix est dure à l'auscultation du larynx, l'inspiration est rude et soufflante. Pas de douleur. *Le voile du palais et la paroi du pharynx sont parsemés d'un semis très-fin de granulations entourées de zones vasculaires injectées qui ne seraient autre chose qu'une granulation miliaire.* (Isambert).

Ces vaisseaux et ces granulations se détachent sur un fond qui est pâle et anémié.

Etat du larynx au laryngoscope. Description de M. le Dr Moura.

Décoloration générale des tissus. Epiglotte normale, aryténoïdes

normaux, cordes vocales ternes, dépourvues de tension phonétique
dans l'émission des sons.

A l'angle antérieur correspondant à la pointe de l'épiglotte un
peu de rougeur avec sécrétion muqueuse.

Etat œdémateux léger de la base du vestibule, c'est-à-dire correspondant seulement aux replis sus-glottique.

Ventricule de Morgagni étroit et ne subissant *aucune dilatation.*

M. Isambert étaye son opinion sur des faits anatomiques probants. On peut lire dans le même numéro
cité, des comptes-rendus de la Société de Médecine
des Hôpitaux l'histoire d'un malade atteint d'une
affection du pharynx semblable à celle que nous
venons de noter. M. Isambert fait ressortir l'analogie
qui existe entre ce type particulier et la phthisie
granuleuse. Il avait présenté deux fois le malade le
9 avril et le 25 octobre devant la Société en prédi-
sant son genre de mort.

Les prévisions n'ont été que trop justifiées. Le
malade est mort par les progrès sans cesse croissant
de sa cachexie.

Les poumons sont farcis de tubercules et de granulations grises. Les granulations ont été examinées
par M. Troisier, interne des hôpitaux, dans le laboratoire de M. Vulpian, et par le professeur lui-même, et
il a été démontré d'une façon très-nette que les granulations siégeant sur la luette, le voile du palais et
la surface pharyngo-laryngée, étaient identiques à
celles du poumon. (Granulations grises.) Cette identité permet de rattacher à la tuberculose cette preuve
morbide que M. Isambert croyait autrefois être le
fait de la scrofule. Il y aurait alors deux formes de

phthisie laryngée, l'une vulgaire qui se termine par des cavernes et qui serait intra-laryngienne dès le début, procédant par ulcérations profondes, périchondrites, nécroses des cartilages, en un mot une marche analogue à celle des lésions pulmonaires tandis que la seconde forme répondrait à la granulation grise du poumon et aurait une marche chimique différente.

Au début, pharyngite et non laryngite. La granulation grise se ramollit, se détruit en formant une petite ulcération périphérique, mais elle n'amène pas les ravages de la laryngo-phimie vulgaire. Le larynx n'est atteint que secondairement.

Le malade ne périt pas par œdème de la glotte, il périt avant le temps où ces lésions pourraient se produire, par les progrès de la diathèse pulmonaire et par le marasme général, et en partie aussi par l'inanition à laquelle le condamne une dysphagie extrême qui finit par résulter des ulcérations pharyngiennes.

Le parallèle des deux formes cliniques confirme donc la différence que l'anatomie pathologique établit entre ces deux formes histologiques de la tuberculose de la gorge, et il est intéressant de voir deux formes d'angine pharyngo-laryngée correspondant justement aux deux formes de la tuberculose pulmonaire, la forme rapide à granulations grises et la forme chronique ou ulcéreuse qui amène la fonte purulente des tubercules et la formation des cavernes. (Isambert, Comptes rendus de la Société de Médecine des Hôpitaux 1872.)

Etant donnée l'identité de la phthisie pulmonaire et de la phymie laryngée, nous admettons avec M. Isambert deux formes distinctes : une forme vulgaire et une forme granulée. La forme dite vulgaire reconnaît la division des auteurs du Dictionnaire encyclopédique en 3 degrés correspondant aux trois stades successifs de la lésion pulmonaire. La forme granulée parcourra des degrés analogues, mais non semblables. Nous aurons donc :

I. *Forme* dite *vulgaire*.

1° Période catarrhale et épithéliale.

2° Période ulcérative et œdémateuse.

3° Période suppurative et nécrosique.

II. *Forme miliaire* avec ses différentes périodes, jusqu'à et y compris l'ulcération.

I. *Forme vulgaire*.

La première période correspondant aux craquements secs de la phthisie pulmonaire, ce serait la période suivant l'expression de Turck de « l'hypertrophie épithéliale ». On peut trouver de petits grains saillants, isolés ou confluents. Quand on les incise on les trouve grisâtres à leur centre.

La deuxième période correspondrait au ramollissement tuberculeux et caséum.

La troisième aux cavernes pulmonaires.

Les deux observations 3 et 4 qui suivent montrent à des degrés différents la période ulcérative de la forme vulgaire ; dans la première la lésion est à peine marquée, dans la deuxième elle s'accentue davantage et prend les caractères d'une ulcération.

Dans l'une et dans l'autre les symptômes ont été pour ainsi dire muets.

OBSERVATION III.

Empruntée aux cliniques inédites de M. le Pr Béhier.

Le nommé Charles Kock, allemand, professeur de langues est entré le 23 mars 1873 dans le service de M. Béhier.

C'est un homme de 63 ans, très-amaigri, la figure est généralement pâle bien que ses pommettes présentent une certaine coloration variqueuse due aux veines sous-cutanées. Les yeux sont fondément excavés, la barbe est longue et noire. Il paraît avoir souffert de la misère ces temps derniers et d'après les renseignements qu'il nous donne, il ressort clairement que son affection ne remonte pas une époque éloignée.

Il toussait néanmoins, nous dit-il, depuis nombre d'années, mais les accès de toux étaient peu fréquents, l'expectoration presque nulle et l'état général n'en souffrait pas à proprement parler.

Il y a 3 mois, cette toux devint plus fatigante. Il y eut de l'oppression et tous les symptômes d'une bronchite assez intense, qui ne s'est pas guérie. Il n'a jamais eu de point de côté, ni de fièvre, ni de crachats sanglants, en un mot rien qui pût faire croire à une pneumonie qui aurait ouvert la scène.

Il n'a jamais eu d'hémoptysie, mais l'amaigrissement est devenu rapidement considérable et aujourd'hui les membres paraissent comme atrophiés et les côtes sont saillantes sur le thorax avec des espaces intercostaux profondément excavés.

Il ne paraît y avoir jamais eu de laryngite ni d'aphonie. Il n'a jamais eu de fièvre le soir, ni de transpiration nocturne. Pas de diarrhée. L'appétit est irrégulier. Il existe un grand dégoût pour la viande. On entend au sommet des deux côtés surtout à gauche des craquements très-manifestes en arrière dans les fosses sus-épineuse et sous-claviculaire du même côté. En bas des râles crépitants disséminés dans toute l'étendue des deux poumons, traces d'emphysème pulmonaire. Il y a de la sonorité exagérée et une certaine voussure du thorax en arrière. On entend également des râles bronchiques assez intenses.

Le cœur offre les signes d'une altération mitrale, souffle au premier temps et à la pointe. Un peu d'atonie cardiaque. Pouls filiforme. Facies un peu cyanosé. Les deux jambes dans leur moitié inférieure sont le siége d'un œdème considérable surtout à droite. Les doigts enfoncent en donnant une sensation d'empâtement particulier.

27 mars. Le malade se sent mieux. Il a moins de dyspnée. La respiration est plus facile. L'expectoration est moins abondante. Potion cordiale, café 125 grammes. Gomme sucrée.

Inégalité des pupilles. La pupille droite est beaucoup plus dilatée, la gauche beaucoup moins.

Le 28. Douleur dans l'aisselle gauche attribuée par le malade à une fausse position. Signes de tubercules pulmonaires. On entend toujours quelques râles crépitants, signes de l'emphysème qui persiste surajouté aux lésions locales de la tuberculose pulmonaire, on prescrit un vésicatoire appliqué sur le côté gauche. Vers les deux heures, le malade s'étant levé pour faire faire son lit, fut pris d'une dyspnée assez intense ; quelques crachats sanguinolents évalués par les voisins à deux cuillerées lui vinrent à la bouche. Il semblait asphyxier. Il avait la figure cyanosée et bleue et mourut quelques minutes après sans présenter d'autre phénomène.

Depuis quelques jours il avait eu des selles involontaires, et l'on était obligé fréquemment de lui pratiquer le cathétérisme, il ne parait pas y avoir eu d'aphonie, ni de symptômes laryngés.

Autopsie faite le 30 mars par M. Liouville.

Poumons. Le poumon gauche présente des adhérences, de l'emphysème et une infiltration tuberculeuse généralisée. Au sommet existent quelques cavernules entourées de granulations isolées et agglomérées, reposant sur un tissu induré et lardacé dans quelques places. (Pneumonie chronique tuberculeuse.)

Poumon droit. Pleurésie au sommet et congestion pulmonaire avec infiltration tuberculeuse et tubercules disséminés. Dans ce poumon il n'existe que de très-rares cavernules situées tout à fait au centre.

Larynx et trachée. Le larynx et la base de l'épiglotte présentent des plaques de congestion avec lésions superficielles limitées à une petite étendue, Nulle part d'ulcération. Les cordes vocales sont saines et offrent à peine quelques points un peu hyperémiés. Au-dessous des cordes vocales, la muqueuse laryngée est parsemée de petites érosions tout à fait superficielles, qui lui donnent un aspect pointillé assez particulier. La base de l'épiglotte paraît légèrement œdémateuse. La muqueuse trachéale est saine.

Cœur. Il offre une légère insuffisance aortique. Les valvules sont légèrement épaissies, elles ont au bord libre des perforations environ de 0,005 millim. La valvule mitrale n'est pas rétrécie. La face inférieure est épaissie et présente sur la couronne des traces d'endocardite ancienne, caractérisée par de petits mamelons.

Cœur droit. L'altération des fibres y est différente, on a la sensation d'une lame de caoutchouc tandis que dans le cœur gauche au contraire la fibre est plus friable. Le ventricule droit présente ainsi que l'oreillette droite une dilatation. La valvule triscuspide parait légèrement insuffisante. L'examen microscopique a démontré que la myocardite y était très-avancée.

Foie. Il présente les lésions de la cirrhose à la période mamelonnée. Il y a des traces de périhépatite.

Rate. Elle présente un état de ramollissement un peu rouge au centre. On s'assure qu'il n'y a pas d'infarctus.

Reins. Nombreuses dépressions visibles quand la capsule est enlevée. La base de ces dépressions est périphérique et a l'aspect des infarctus anciens. On trouve des modifications de coloration. Il y a dans un point des productions noires constituées soit par des infarctus soit par des dépôts.

Estomac. Il est mamelonné et présente en même temps de nombreuses suffusions hémorrhagiques. On y distingue des apoplexies disposées par zones arrondies ou par bandelettes. Elles sont tout à fait sous la muqueuse et dans son intérieur; elles ne disparaissent point par le lavage; pas d'ulcérations visibles.

L'estomac est facilement distendu quoique le malade ne mangeât pas.

Là, très-nettement, se distinguent les lésions si souvent signalées chez les alcooliques, et surtout chez les cachectiques alcooliques.

OBSERVATION IV.

Cliniques inédites de M. Béhier.

Eléonore Bijin, femme de 23 ans, est entrée au n° 28, salle Saint-Antoine, pour du rhumatisme articulaire aigu. Elle présente des phènomènes non douteux de phthisie pulmonaire.

Rien du côté du cœur. Pas de diarrhée, *le larynx est intact,*

Sueurs nocturnes abondantes. Toux fréquente, expectoration nummulaire et caractéristique.

25 mars. Toux fréquente, point de côté depuis ce matin. Respiration faible. Pouls à 110.

Mort.

Autopsie faite le 31 mars, par M. le Dr Liouville. Cavité thoracique. Pas d'altération à l'extérieur. A l'ouverture on trouve la cavité du côté gauche tapissée de fausses membranes mais sans épanchement. Le poumon de ce côté, libre dans la partie inférieure, est fortement adhérent dans la partie moyenne, il se déchire à ce niveau lorsqu'on essaye de l'enlever et il laisser voir une vaste caverne d'une capacité assez considérable pour loger une orange d'un volume moyen contenant un liquide sanieux, rougeâtre et fétide. Les parois de la caverne sont indurées et déchiquetées ; des brides fibreuses la traversent. A l'extérieur la paroi externe est formée par une fausse membrane et par la paroi thoracique. A peine quelques vestiges de tissu pulmonaire ont-ils persisté en ce point. Tout à fait au sommet, les adhérences sont peu fortes ; il y a quelques cavernules fort peu considérables contenant du pus et des matières caséeuses puriformes. Le poumon dans toute son étendue est le siége d'une infiltration tuberculeuse. Quelques points sont en voie avancée de ramollissement.

A droite pas d'adhérences. Deux ou trois petites cavernes au sommet avec infiltration tuberculeuse circonscrite. Le lobe inférieure est sain en apparence. On remarque cependant une vascularisation prononcée, qui donne au tissu une coloration d'un rouge brun foncé.

Il y a des ganglions péribronchiques et péritrachéaux engorgés ; pas d'ulcérations dans les bronches.

Larynx. — Il ne présente pas de lésions sur les cordes vocales ni sur l'épiglotte. *On remarque cependant au-dessous des cordes vocales dans la trachée une hyperémie légère et très-peu étendue ;* mais au côté droit, au-dessous de la corde vocale inférieure existent une multitude de petites ulcérations sans gonflement des tissus. A la partie postérieure du ventricule droit, dans le tissu cellulaire situé en arrière du larynx et tout à fait au niveau de son extrémité supérieure, il existe une ulcération de la longueur d'une petite lentille. Elle est profonde et s'étend dans le tissu connectif. A ce niveau existe un gonflement réel mais très-intense de cette zone.

Cerveau. Les différentes coupes du cerveau n'ont rien présenté de spécial à noter.

Cœur. Il y a une symphyse cardiaque, et une hypertrophie concentrique et de l'épaississement parcheminé des valvules.

Cavité abdominale. Le foie est très-volumineux. La dégénérescence graisseuse est avancée et a envahi la totalité de l'organe qui est mou et friable. Pas de tubercules apparents ni à l'extérieur ni à la coupe. Celle-ci donne fort peu de sang.

La rate est petite et ne présente pas d'altération de tissus, pas d'infarctus.

Les reins sont petits. La substance corticale est comme atrophiée, pâle, légèrement anémiée. Après la décortication, on n'observe aucune lésion tuberculeuse; pas non plus d'infarctus.

Intestin. — La plus grande partie de l'intestin grêle présente des lésions, mais elles sont bien plus prononcées dans la partie moyenne.

Dans cette région, l'organe présente une vascularisation intense; parfaitement visible par transparence et localisée en quelques points dans l'intervalle desquels il n'y a pas eu, ou du moins fort peu, d'hyperémie. Ces points congestionnés atteignent jusqu'à 7 ou 8 centimètres d'étendue et la vascularisation occupe tout le pourtour du conduit intestinal. Dans ces parties ainsi altérées, on remarque des ulcérations variables de forme, de grandeur et de nombre et qu'on retrouve aussi, mais moins avancées, et en moins grand nombre, dans l'intervalle des plaques congestionnées. De ces ulcérations, les unes sont superficielles et se bornent à une simple érosion de la muqueuse; les autres plus profondes ont intéressé les tuniques de l'intestin. Nulle part cependant, on ne trouve de perforation. Leur forme est variée; les unes sont arrondies et cupuliformes et tout autour la muqueuse est soulevée, tuméfiée et leur forme un bourrelet jaunâtre ou d'un gris verdâtre; les autres sont comme déchiquetées et irrégulières. Leur grandeur est aussi variable en certains points. Elles n'ont guère que 1 à 2 millimètres et sont alors confluentes. Ailleurs, les petites ulcérations primitives se sont réunies et s'étendent sur un espace de 1 à 2 centimètres et même plus; cependant les petites ulcérations prédominent.

Partout dans les points vasculaires entremêlés aux petites ulcérations, on aperçoit des tubercules miliaires jaunâtres de la grosseur d'une tête d'épingle. En aucun point, ils ne sont confluents,

mais ils se disséminent sur toute la longueur de l'intestin au-
dessus de la muqueuse et forment une légère saillie. A un mètre
environ de la valvule iléo-cæcale et dans le cæcum les lésions
deviennent rares; l'hyperémie est peu sensible; à peine remarque-
t-on sur cette étendue quelques petits tubercules à peine visibles
et une ou deux ulcérations encore superficielles. Les lésions se
localisent donc presque complètement dans la partie moyenne de
l'intestin grêle; très-peu sont visibles dans la région supérieure et
dans la région inférieure.

Articulations. Pas de tuméfaction extérieur. Dans l'articulation
du coude à droite, on trouve la synovie plus abondante, glaireuse
et filante avec une couleur citrine. La même altération du liquide,
mais moins prononcée, existe dans l'épaule droite.

L'observation suivante présente, réunies, les trois
périodes de la tuberculose laryngée sur le même
larynx. On y retrouve les tubercules disséminés, les
ulcérations et les nécroses avec chondrite et altérations diverses des cartilages.

OBSERVATION V.

Due à M. le Dr Liouville:

Il s'agit d'une femme de 25 ans, Marie Susset, couchée au
n° 22 de la salle Saint-Antoine, qui avait présenté des symptômes
évidents de tuberculose pulmonaire et intestinale et de plus *une
aphonie complète durant la vie.*

Elle est morte le 25 mars 1873.

Nous passons un grand nombre de détails de son autopsie très-
complète pour arriver aux altérations laryngées. Nous pouvons
dire tout d'abord qu'il y avait des cavernules au sommet des deux
poumons et une infiltration du haut en bas de granulations tuberculeuses.

Examen du larynx. Le larynx présente des ulcérations très-
manifestes des deux côtés.

Elles ont des siéges différents et ont amené des désordres également variés. Sous la corde vocale inférieure du côté droit on
constate une perte de substance en forme de cupule capable de
loger une lentille, mais de forme plus allongée en arrière; au-

dessus se trouve un tissu cicatriciel blanchâtre ou blanc grisâtre, de consistance scléreuse qui forme l'un des bords de la petite excavation précédente et qui va gagner par l'autre côté la corde vocale inférieure. Celle-ci est complètement modifiée dans les parties antérieures. On y rencontre de petites masses blanc jaunâtre de la grosseur de grains de mil. La corde vocale supérieure est intacte dans la ligne horizontale inférieure, mais elle est bientôt érodée, échancrée par une ulcération qui a rongé les deux tiers postérieurs des deux cordes vocales. Il y a là ossification des cartilages nécrosés et teinte verdâtre du tissu dont les bords ont une teinte scléreuse. Au sommet du triangle glottique existent deux érosions capables de loger chacune un grain de mil. Leurs bords sont taillés à pic et grisâtres. De leur base s'échappe une languette également de nouvelle formation, et d'apparence scléreuse. De ce même côté la face interne de l'épiglotte présente des ulcérations qui vont gagner le repli aryténo-épiglottique dont la forme comme aussi la constitution est modifiée. Ce repli est en effet doublé de volume, induré et crénelé sur un bord.

Des ulcérations tout à fait analogues, larges, quelques-unes comme taillées à l'emporte-pièce, à bords assez nets, se rencontrent tout le long de la trachée. Mais nulle part l'érosion n'est assez profonde pour avoir déterminé la perforation, et cependant il en est quelques-unes qui intéressent la membrane postérieure et qui n'ont laissé qu'une sorte de feuillet transparent.

La base du larynx et de la trachée est entourée de nombreux ganglions engorgés, dont quelques-uns à la coupe laissent échapper une notable quantité de pus.

Ces ulcérations sont encore souvent accompagnées de productions plus ou moins considérables, qui sont, pour M. Isambert, des bourgeons charnus, et qui pourraient en imposer à un œil peu attentif, pour des polypes du larynx ou pour des excroissances de nature syphilitique. Elles occupent généralement le bord des ulcérations. Trousseau les considère comme très-rares, et il en cite deux cas de Lieutaud, dont en voici un :

« Secto cujusdam cadavere pueri annorum jam
« pridem phthisici et inspectatâ morte rapti in pro-
« patulum veniebat intra laryngem corpus quoddam
« polyposum et racemosum è trachœæ superiori parte
« pediculo unico et peculiari, ortum trahens et hinc
« fluitans, quò forte ad laryngem repulso suffocatio-
« nem obierat æger. »

On en retrouve encore des exemples très-manifestes dans les autopsies de nos observations 6 et 8.

3° *Période suppurative et nécrosique.* — Trousseau compare l'ossification des cartilages du larynx,
dans la phthisie laryngée, à ce qui se passe dans les
autres parties de l'économie, quand il y a une in-
flammation au voisinage d'un os qui s'enflamme à
son tour, et autour duquel il se produit une prolifération de substance calcaire. L'analogie peut encore
être poussée jusqu'au bout, car il y a souvent de la
nécrose de part et d'autre (Trousseau, *Union médicale*, 1853).

C'est, d'après Trousseau et Belloc, une complication fréquente relativement à la carie, qui est chose
rare. A mesure que l'altération marche, les cartilages s'ossifient d'abord, puis se nécrosent, et on
peut voir le rejet des fragments nécrosés qui constituent alors un véritable signe pathognomonique;
car on a pour ainsi dire sous les yeux le corps du
délit.

S'il y a nécrose, il y a séquestre, et ce séquestre
doit être éliminé, et il ne peut l'être que par la sup-
puration, et celle-ci occasionnera les accidents les

plus divers : des décollements de la muqueuse, des collections purulentes qui rétrécissent d'autant un conduit plus rétréci déjà par l'infiltration, et entravent la respiration.

Si le pus s'ouvre une issue dans le larynx ou du côté du cou (comme cela été vu par Trousseau dans sa pratique) et si alors le travail phlegmasique est circonscrit, les accidents peuvent s'amoindrir ; d'autres fois, ces collections purulentes s'étendent et peuvent devenir *peri* et *post* laryngiennes. En voici un exemple :

OBSERVATION VI.

Recueillie dans le service de M. le Dr Moissenet, par M. Bergeaud, externe des hôpitaux.

Félix Levico, âgé de 33 ans, doreur sur métaux, est entré le 5 juillet à l'hôpital, salle Sainte-Jeanne, n° 57. Il ne peut plus parler, dit-il, depuis deux mois.

Il se rappelle toujours avoir toussé même étant enfant, cependant depuis environ sept ans il a vu son état décliner. Il aurait craché le sang pour la première fois le 2 juillet 1873 et pour la deuxième fois le 7 juillet. C'étaient des filets sanglants dans l'expectoration le matin.

Il a beaucoup maigri surtout depuis trois ans, et il attribue cet accident à des vers, car, dit-il, il mange beaucoup et *ne profite pas*.

Il ne sue pas la nuit.

Du côté des parents il n'y a pas d'antécédents tuberculeux, ses frères et sœurs sont bien portants, son père est mort de vieillesse.

Actuellement le malade est très-affaibli, et présente de l'amaigrissement et une teinte cachectique notable.

Au larynx pas de douleur, ni de picotements spontanés, mais pour avaler, douleur assez légère au passage du bol alimentaire, derrière le conduit.

La voix est entièrement éteinte, le malade souffle ses mots pour ainsi dire. Il n'y a plus émission du timbre de la voix. Il y a deux mois environ, au moment où il a perdu la voix, il a vu survenir une tumeur molle, indolente, fluctuante (sans rougeur périphérique à la peau), qui semble être, d'après l'avis de M. Moissenet, uue tumeur purulente développée à ce niveau, assez profondément située et sous-aponévrotique ; peut-être est-elle survenue sous l'influence de quelque nécrose des cartilages. C'est aussi l'avis de M. le Dr Moura. Cette collection, quoique volumineuse et enclavant presque complètement le larynx, semble interrompue par la saillie de l'angle du cartilage thyroïde. Cependant il n'en est rien, car par la pression progressive de bas en haut, on fait refouler du côté de l'arrière-gorge toute la collection purulente qui lorsqu'on ôte le doigt revient lentemeut former tumeur.

Les signes thoraciques de phthisie sont évidents. Matité sous la clavicule droite, respiration dure avec légers craquements en arrière.

Retentissement énorme des battements du cœur à ce niveau et densification notable du poumon.

A gauche, expiration prolongée ; gêne de la respiration.

Vésicatoires répétés au-devant du larynx ; soulagement.

Examen laryngoscopique. Epiglotte œdématiée, traces de pus sur la corde vocale droite.

L'épiglotte est pâle et amincie. Pas d'œdème des replis aryténo-épiglottiques.

Interprétation. — Ce pus vient-il de l'intérieur du larynx, ou s'est-il formé d'emblée autour des cartilages ? C'est bien difficile à dire. On a cité un cas où une personne, faisant un violent effort pour éviter une chute, a vu se former, près de la fourchette sternale, une tumeur péritrachéale, par du pus venant de l'intérieur du conduit. Ne pourrait-on pas rapprocher de ce fait celui du malade de notre maître, M. le docteur Moissenet ?

Les exemples d'abcès périlaryngés ne sont pas extrêmement rares. Turck, Bouillaud, Lewen, Mülher, Ruhl, en ont cité.

Voici un fait de nécrose par suite d'ulcérations. Il s'est formé une fistule résultant d'une perte de substance du cartilage, et l'on peut concevoir qu'une collection purulente intralaryngée eût pu devenir périlaryngée par cette voie. Elle est tirée des cliniques inédites de M. le professeur Béhier.

OBSERVATION VII.

(Salle Sainte-Jeanne, n. 11, service de M. Béhier,
clinique médicale.)

Le nommé Achille Vasseur, scieur de pierre, est entré l'hôpital, le 13 janvier 1873.

Cet homme nous dit que dans sa famille il n'y a personne qui soit atteint d'une affection semblable à la sienne. Il est marié et père d'un enfant qui est actuellement bien portant. Il eut il y a trois ans une fluxion de poitrine, mais, paraît-il, la guérison fut complète et la santé se maintint bonne pendant deux années. Il fait remonter sa maladie à un an seulement. Il a commencé à tousser vers le mois d'octobre 1871 à propos d'un rhume dont il n'a jamais été complètement guéri. Il était à cette époque très-résistant et vigoureux, mais depuis il a beaucoup maigri jusqu'à son entrée à l'hôpital. Il tousse toujours par quintes et crache abondamment. Les crachats sont nummulaires et puriformes, nageant dans une sérosité visqueuse et un peu adhérente.

La transpiration est très-abondante la nuit surtout.

Il n'aurait jamais eu d'hémoptysie. Pas de diarrhée; mouvement fébrile tous les soirs.

On trouve à la percussion à droite et en avant un peu de matité dans la fosse sous-claviculaire. A gauche la sonorité est parfaite.

On entend de gros craquements à droite et en avant dans toute l'étendue du poumon. Au niveau du bord droit du sternum râles caverneux et humides, trace d'une caverne déjà considérable. A gauche l'expiration est prolongée; on entend seulement quelques petits craquements fins isolés.

A droite et en arrière on entend dans la fosse sus-épineuse des râles humides et caverneux. Plus bas il existe des craquements plus nombreux. A la partie inférieure du poumon on constate seulement de la faiblesse dans la respiration.

A gauche et en arrière, l'expiration est prolongée, mais on n'entend pas de râles. La figure du malade est profondément cachectique. Les yeux sont enfoncés dans l'orbite et entourés d'un cercle bleuâtre. La langue est bonne, l'appétit conservé. Le pouls bat 68 et la respiration est très-légèrement accélérée, elle est de 28 à la minute.

Sur la peau on trouve des traces de pityriasis versicolore. La desquamation se fait par parcelles épidermiques sur des plaques jaunâtres d'environ 5 centimètres de diamètre sur le devant du sternum. C'est une desquamation furfuracée qui ressemble un peu à ce que l'on observe dans la rougeole.

Il y en aussi dans le dos. Le pityriasis n'a guère apparu que depuis le commencement de la maladie.

Les digestions se font bien; pas de diarrhée. Quelques rares vomissements qui succèdent aux quintes de toux.

Il n'y a rien au cœur qu'un léger bruit de souffle à la base et au premier temps avec retentissement dans les vaisseaux du cou. Ce malade a traîné ainsi avec des alternatives de diarrhée, de faiblesse et d'abattement faisant place à des périodes de rémittence jusqu'au 2 mars 1873; à ce moment, l'affection prend une allure plus grave. L'expectoration est très-abondante et ce matin légers filets de sang dans les crachats. La veille au soir, demi-verre de sang, dit-il. Depuis quelques jours fièvre intense. L'amaigrissement fait des progrès rapides.

Dyspnée considérable. Douleur très-vive sous la clavicule gauche, s'irradiant vers le bras. Sueurs profuses, céphalalgie.

31 mars. Dyspnée intense, souffle amphorique dans la fosse sous-épineuse à gauche. Râles muqueux et gargouillement. Craquements nombreux dans les deux poumons au sommet.

Ægophonie. A la partie inférieure et à gauche, matité dans un espace de quatre travers de doigt environ,

Température dans l'aisselle 39,5; pouls à 100 pulsations, respiration 32 par minute.

Délire, s'est levé la nuit. Les yeux sont excavés, les pupilles dilatées, la langue chargée. La cachexie s'accuse de plus en plus, et il se développe de l'œdème des membres inférieurs. Cet œdème est blanc, avec sensation d'empâtement, mais ce n'est pas là un œdème douloureux. on sent très-nettement à la partie supérieure de la cuisse droite un cordon dur formé par la veine saphène. Mais on a soin de ne pas trop insister par la palpation sur sa détermination précise. Les lèvres sont décolorées. Cyanose des doigts. Grande dyspnée depuis plusieurs jours. Il y a des phénomènes du côté de la voix qui est devenu, très-rapidement rauque. Il n'y a pas de douleurs à ce niveau si ce n'est dans les efforts de toux. Il est impossible de rien voir à l'examen de la gorge ; la lésion si elle existe est plus profonde.

16. Aujourd'hui la voix est presque complètement éteinte ; cette abolition rapide de la voix est-elle le fait de la faiblesse ou d'une altération organique? La toux elle-même est depuis quelque temps devenue très-faible. On sent que le malade est arrivé à un tel degré d'émaciation et de cachexie qu'il ne résisterait pas à un accès de toux quelque peu intense.

Mort le 21 mars. L'autopsie est faite par M. le Dr Liouville.

La contracture et la rigidité cadavérique sont peu prononcées. A l'ouverture de la cavité thoracique, il s'écoule une portion considérable de liquide citrin, jaune, rougeâtre, dont la quantité peut s'évaluer à quatre litres environ. Dans ce liquide qui occupait toute la cavité pleurale gauche, flottaient de fausses membranes rugueuses, déchiquetées, dont l'épaisseur variable atteignait jusqu'à 7 ou 8 millimètres. Des fausses membres recouvrent aussi la face antérieure du poumon, le sommet et la face postérieure, et causent ainsi des adhérences qui opposent une résistance extrême à l'enlèvement de l'organe. Des adhérences moins fortes, il est vrai, existent aussi à droite.

La face externe du péricarde est tapissée aussi par une néomembrane rugueuse, dépolie, en voie de s'accroître et recouverte par un liquide visqueux, adhérent, peu abondant.

A droite, on trouve les traces d'une pleurésie ancienne dans de fausses membranes fort épaisses et très-adhérentes aux parois thoraciques. En quelques points, le tissu du poumon présente même de véritables ulcérations. Il y a également de nombreuses adhérences avec le diaphragme.

Les deux poumons sont le siége d'une infiltration tuberculeuse dans toute leur étendue et sont farcis de granulations. A gauche, pas de cavernes ; à droite, au contraire, et dans le lobe supérieur est une caverne considérable à parois fort épaisses. La pression en fait sortir un liquide puriforme pas très-abondant.

Les deux poumons sont congestionnés et donnent à la coupe un liquide spumeux, sanguinolent ; la congestion est beaucoup plus prononcée vers les bases.

Le péricarde recouvert à sa face externe de pseudo-membranes présente une face interne lisse, polie, sans rugosités. La cavité contient un peu de liquide.

Le cœur a son volume normal et présente à sa surface quelques plaques graisseuses. Il a un aspect scléreux et n'est pas friable.

Larynx. — La muqueuse laryngo-trachéale présente une vascularisation très-prononcée. A la base de l'épiglotte et au niveau des cordes vocales supérieures, la congestion est assez intense pour donner à la muqueuse un aspect rugueux, comme mamelonné et parsemé de petites dépressions.

Les cordes vocales supérieures et inférieures sont saines, à part l'hyperémie, sans tubercules, non plus que le repli aryténo-épiglottique gauche. A droite, au contraire, le repli aryténo-épiglottique est manifestement altéré. Moins volumineux que le gauche par suite d'une perte de substance qui paraît avoir eu lieu sur la partie médiane, laquelle est légèrement épaisse ; il présente à sa partie postérieure et inférieure, au point de réunion des deux cordes vocales droites, *une ulcération fistuleuse,* entourée à son orifice de bourgeons mamelonnés qui paraissent se prolonger à son intérieur. *Un stylet plongé dans le trajet fistuleux y pénètre profondément de haut en bas et de dedans en dehors,* et vient, après un trajet de 10 à 12 millimètres, s'arrêter sur des cartilages érodés et nécrosés. Une ulcération assez considérable occupe le ventricule gauche.

Abdomen. — L'intestin est sain, sans ulcérations. Le foie volumineux et gras, ne donne pas de bile à la coupe. Au lieu de sang il laisse échapper un liquide qui a l'apparence d'une eau roussâtre.

La rate est volumineuse et présente une trame friable, mais elle laisse surtout voir à son intérieur de petits mamelons rouges saillants s'isolant les uns des autres. Elle est tout à fait semblable aux rates de la lymphadénie.

Les reins sont durs et un peu congestionnés.

Dans la veine saphène droite, ni dans la fémorale, ni dans la partie inférieure de la veine iliaque, on ne trouve aucun caillot en rapport avec l'œdème du membre droit qui s'est manifesté dans le cours de la maladie. Mais en remontant plus haut, à la partie inférieure de la veine cave, au niveau de la bifurcation en veines iliaques, existe un caillot assez volumineux, pelotonné et analogue à un paquet de lombrics enroulés.

Cavité crânienne. — Dans les os du crâne, on ne remarque pas de dépression trop particulière. Pas de lésions visibles dans les méninges et le cerveau.

L'œdème de la glotte de Bayle et des auteurs, l'angine laryngée œdémateuse de Trousseau, est un accident de la dernière période, c'est-à-dire de la période d'ulcération, où elle se produit le plus fréquemment ; mais, bien qu'elle n'attende pas, pour se produire, que les altérations soient très-profondes, et qu'elle se montre même autour des tubercules non ulcérés, elle se produit aussi, à plus forte raison, quand la maladie est très-avancée, et que l'économie appauvrie est très-prédisposée aux infiltrations. Cependant, j'ai vu, à la consultation de M. Isambert, à la Charité, une femme très-manifestement tuberculeuse, qui présentait un œdème marqué des replis aryténo-épiglottiques beaucoup plus considérable du côté gauche, et qui accompagnait de petites productions tuberculeuses siégeant sur les cordes vocales.

Mais y a-t-il un rapport réel entre les ulcérations et cet accident ? Pour M. Béhier, les ulcérations tuberculeuses y donnent lieu moins fréquemment que les ulcérations syphilitiques, bien que le nombre des tuberculeux soit plus grand que celui des syphilitiques.

« Les ulcérations, dit Trousseau, qui, dans les cas

de tuberculose, déterminent la laryngite œdémateuse, sont en général d'autant plus profondes qu'elles sont moins nombreuses. Cependant il n'est pas rare d'en trouver une seule, toute petite, siégeant sur le bord d'une des cordes vocales ou dans le fond d'un des ventricules. D'autres fois elles peuvent envahir le larynx, les cordes vocales, les ligaments aryténo-épiglottiques. Ces ulcérations sont arrondies ou irrégulièrement circonscrites, les bords en sont taillés à pic ou aplatis, et la profondeur en est également variable. Dans le plus grand nombre des cas, elles ont commencé par les membranes muqueuses; mais d'autres fois, des abcès sous-muqueux en ont été le point de départ, l'abcès s'étant ouvert à la surface de la muqueuse et ayant déterminé la production d'une fistule sous-muqueuse, et plus tard d'une ulcération. » (Trousseau et Belloc, *De la Phthisie laryngienne.*)

Dans ces conditions, que l'on suppose la moindre cause intervenant, un refroidissement, un excès, une fatigue; un mouvement fluxionnaire plus actif peut se propager jusqu'aux ligaments aryténo-épiglottiques et déterminer une infiltration séreuse, et produire ainsi l'œdème laryngée.

Voici un exemple où cette complication a accompagné d'une façon chronique de graves désordres anatomiques :

OBSERVATION VIII.

(Observation et autopsie recueillies par le Dr Liouville.)

Le nommé Bourrelier, exerçant la profession de zingueur, entre à l'hôpital le 14 décembre, salle Sainte-Jeanne, n° 40.

C'est un homme de 41 ans, dans une cachexie profonde.

Il a eu une hémoptysie abondante il y a huit à dix mois.

Nouvelle hémoptysie peu abondante il y a trois semaines.

Il présente des désordres laryngés.

L'inspiration est rauque par rapport à l'expiration; il y a un enrouement persistant depuis quatre ans; et depuis un an le malade est presque aphone.

Depuis le mois de février le malade a présenté, surtout à la fin du mois, des signes de lésions de la glotte. Bruit respiratoire rugueux. L'inspiration est rauque, bruyante, prolongée, pénible à exécuter. Son état s'est momentanément amélioré par des vésicatoires placés au devant du cou; mais les lésions de la glotte ont persisté.

Le 7 mars le malade est mort avec tous les signes d'une asphyxie lente compliquant une cachexie des plus prononcées.

Autopsie faite le 9 mars par M. le Dr Liouville.

Larynx. Les lésions qui sont fort avancées occupent le larynx, les cordes vocales et le ventricule de Morgagni, ainsi que la muqueuse laryngo-trachéale.

L'épiglotte est rugueuse et comme érodée superficiellement dans toute son étendue surtout dans les deux tiers inférieurs. A la partie médiane tout à fait inférieure, elle présente une ulcération profonde en coup d'ongle, plus avancée du côté droit où elle vient aboutir à une seconde ulcération, creusée dans l'angle rentrant formé par le bord libre de l'épiglotte et le repli aryténo-épiglottique droit. Cette seconde ulcération a déterminé une perte de substance considérable et présente à sa partie profonde un aspect fistuleux criblé de petits pertuis.

A gauche dans le même point la muqueuse est superficiellement ulcérée dans toute son étendue. En outre, les bords libres de l'épiglotte sont manifestement épaissis.

Cet épanouissement, qui va en augmentant jusqu'au cartilage arylénoïde, a modifié la structure, l'aspect, les rapports et la consistance des replis aryténo-épiglottiques. On peut dire qu'il existe une modification qui rappelle l'œdème chronique de la glotte. La corde vocale supérieure du côté gauche est détruite dans toute sa partie externe. Le ventricule de Morgagni est envahi par une ulcération. Tout ce tissu est induré, mamelonné, et au centre on trouve au bout du stylet le cartilage nécrosé et formant des séquestres.

Du côté droit, la corde supérieure est plus complètement détruite encore, le ventricule de Morgagni a l'aspect d'une caverne, dont le fond est ulcéré. Ici encore le cartilage est nécrosé et mis à nu.

Cordes vocales inférieures. Des deux côtés les cordes vocales sont épaissies, mamelonnées et ulcérées par points. Mais des deux côtés il existe en des points à peu près homologues deux petites productions, l'une de la grosseur d'un grain de mil, l'autre d'un petit pois. Cette dernière pourrait se décomposer en deux ayant une base commune, elle ressemble en cela à de petites végétations.

A gauche, le pédicule est un peu moins prononcé. La tumeur polypiforme est placée plus en arrière, mais au devant d'elle il en existe une autre plus petite et ressemblant également à une petite végétation.

II. *Forme granulée.* — Elle est peu commune, de l'aveu de M. Isambert lui-même, et suit un processus identique dans le larynx et dans le poumon. Nous en avons donné plus haut la description, en l'appuyant solidement de l'autorité de M. Isambert; nous n'y reviendrons pas.

Toutes les lésions anatomo-pathologiques dont nous venons de faire l'étude sont plus ou moins visibles au laryngoscope, suivant le siége qu'elles occupent. Celles qui siégent sur l'orifice supérieur du larynx, l'épiglotte ou les cordes vocales, sont particulièrement évidentes par cette même méthode. M. le docteur Deel en a donné, dans sa thèse inaugurale, une remarquable description, surtout pour celles qui atteignent les cordes vocales (aspects vel-

vétique, serratique, œdémateux, etc). Nous ren-
voyons à son travail.

Quant à la forme et à l'apparence des ulcérations,
j'ai ouï dire à M. Fournier qu'il était très-difficile de
dire si telle lésion est syphilitique, tuberculeuse ou
scrofuleuse, même *post mortem*, à plus forte raison
au laryngoscope sur le vivant.

Y a-t-il un lieu d'élection pour les ulcérations tuberculeuses? Pour M. Isambert, elles prendraient le
plus généralement leur point de départ à la commis-
sure laryngée postérieure. Nous croyons, avec des
auteurs fort recommandables, que cela n'a rien
d'absolu.

Nous allons passer en revue les signes cliniques
auxquels donneront lieu ces différentes lésions.

SYMPTOMES.

Les symptômes locaux seuls nous occuperont.

1° *Altération de la voix.* — Ce signe peut-être infi-
dèle, bien que ce soit un des plus frappants. Nous
avons vu dans nos observations 1 et 2, qu'il peut
manquer même dans des cas d'altérations assez mar-
quées, nous l'avons vu d'autre part exister chez des
sujets qui présentaient pour toute lésion au larynx
un peu de pâleur et d'anémie de la muqueuse ; elle
est due apparemment dans ces cas à une tonicité
moins grande des muscles vocaux, comme le rela-
tent quelques-unes de nos observations, où l'examen laryngoscopique a démontré que la glotte ne

subissait plus les variations d'agrandissement et de diminution.

La voix peut varier dans son timbre. Elle est *muqueuse* ou *stridente* suivant Trousseau et Belloc. Cette dernière étant plus spécialement rapportée à la présence de végétations dans le larynx. Il est généralement admis que la voix du tuberculeux est plutôt voilé, si on la compare à celle du syphilitique qui est métallique et souvent terminée en fausset.

Pour Niémeyer les alternatives d'enrouement et de clarté relative dans la voix tiendraient à ce que l'altération dans la phonation ne provient pas des ulcérations mais de l'augmentation par imbibition des cordes locales. Il est bien aussi de l'avis que plus l'ulcération approche des cordes locales plus la voix s'altère ; et quand elles sont lésées, elle peut être à jamais perdue.

Voici pour le timbre ; mais il y a aussi une altération dans la tonalité et la hauteur de l'instrument vocal, et les tuberculeux qui sont chanteurs s'aperçoivent bien vite que tel qui dans le régistre du ténor donnait en haut un *la* ou un *si*, perd ses notes élevées et gagne des notes basses.

Observations présentant à des degrés divers ces altérations de la voix et recueillis par M. Bergeaud dans le service de M. le professeur Béhier.

OBSERVATION IX.

Phthisie laryngée.

Le nommé Michel Leroyer est entré à l'hôpital le 10 mars 1873, salle Sainte-Jeanne, n° 19. Il est de taille moyenne, et exerce dans une fabrique le métier d'homme de peine, qui est, dit-il, très-pénible.

Il a joui d'une santé parfaite jusqu'en décembre 1871 ; mais à cette époque, par suite de faits relatifs à la commune, il a été envoyé sur les pontons, et c'est là qu'aurait débuté sa maladie dans les circonstances suivantes : Occupé un jour en rade à faire sa lesssive, il aurait ressenti subitement un grand frisson suivi de claquements de dents, puis de nausées, sans vomissements. Depuis cet accident, il n'a cessé de tousser ; cependant, il n'a jamais craché le sang. En même temps, peu de jours après ce refroidissement subit, le malade a remarqué que sa voix s'altérait (décembre 1871), altération qui a été jusqu'à l'extinction de voix. Il a fait alors un traitement qui lui a été prescrit (potion opiacée et emplâtre de thapsia sur le devant de la poitrine). Les phénomènes semblèrent dès lors s'amander et du côté du laryux et du côté de la poitrine ; ce mieux durait jusqu'en février 1872, lorsque sous l'influence de l'hiver, la laryngite reprend et semble avoir été sans cesse grandissant, depuis le mois de mai 1872 jusqu'à présent.

Simultanément du côté de la poitrine, toux rebelle, crachats abondants ; le malade maigrissait d'une façon notable, et se trouvait fatigué par des sueurs nocturnes.

Il faut noter qu'aucune cause étrangère à la phthisie ne se rattachait à cet enrouement ; le malade n'a jamais eu la syphilis ; d'ailleurs le timbre même de la voix est différent dans la laryngite syphilitique, où il est rauque, plus métallique, et terminé le plus souvent en fausset.

Ici nous allons voir que les choses sont tout autres.

On peut aussi compléter ces antécédents propres au malade par le fait que son père est mort à l'âge de 24 ans phthisique.

Actuellement il n'est point douteux qu'on ait affaire à un phthisique.

Les crachats sont purulents, verdâtres, et nagent dans une sérosité un peu spumeuse. Puis, si de l'examen des crachats on passe à l'examen du sujet, on trouve un homme pâle, maigre, les doigts sont un peu en spatule, les ongles hippocratiques.

Les testicules sont sains ; il n'y a pas trace de tubercules.

Le thorax offre les signes suivants :

A la percussion, en avant, légère submatité sous la clavicule

Bergeaud.   4.

droite; à ce niveau, gargouillement; en arrière, les phénomènes sont encore plus accusés.

A gauche, à la percussion, rien. A l'auscultation, respiration puérile. A droite, matité prononcée dans tout le tiers supérieur. A ce niveau, gargouillement, toux et voix caverneuses. Le pouls et le cœur présentent une tension assez forte.

Cependant, ce qui nous intéresse le plus, ce sont les altérations de la voix.

Elle est éraillée, un peu rauque et grave, et rappellerait un peu la voix ventriloque de l'emphysémateux. Quelques jours après son entrée, le malade la présentait plus grave encore et plus éteinte.

Le malade dit ressentir un picotement perpétuel, qui s'exaspère par instant, et est alors suivi d'une forte quinte de toux. Par moments aussi, sensation de brûlure.

Examen laryngoscopique.— Le 30 mars, l'examen laryngoscopique fait par M. Moura présente : épiglotte rouge, légèrement granuleuse et épaissie.

Les cordes vocales sont blanchâtres et semblent se toucher par moments.

La corde vocale à gauche est un peu plus forte et présente à son insertion arythénoïdienne une dépression ou ulcération commençante.

Les ganglions sont engorgés très-manifestement à droite et à gauche, immédiatement au-dessus et au-dessous des cornes de l'os hyoïde, celui de droite est plus engorgé.

Traitement. — Deux vésicatoires à la région cervicale antérieure, 4 grammes d'extrait de quinquina.

OBSERVATION X. (Jean Huss.)

Malade depuis treize mois; néanmoins il avait remarqué depuis fort longtemps qu'il toussait, mais il n'avait pas pour cela discontinué son travail. Ne rapporte le début de son affection à aucune cause connue.

Depuis six mois, le malade a maigri d'une façon notable, cependant il n'accuse pas de sueurs nocturnes.

Il y a trois ans, hémoptysie abondante, à trois reprises différentes dans une même journée; ce même accident ne s'est pas reproduit depuis.

Cet homme n'a jamais eu aucune maladie vénérienne à laquelle on puisse rattacher son enrouement.

Ce dernièr phénomène s'est produit depuis son entrée à l'hôpital, il y a environ six semaines. Ce n'était d'abord qu'une très-légère altération de la voix, puis c'est devenu un enrouement plus persistant qui arrive aujourd'hui à une aphonie presque complète.

Actuellement le malade se trouve dans un état d'émaciation extrême. Il est d'une grande maigreur et d'une grande pâleur. De plus, il est depuis quelques jours sous l'effet d'une dyspnée considérable. Il présente la déformation caractéristique de l'extrémité des doigts et des ongles.

Les testicules ne présentent pas trace de tubercules.

Les phénomènes thoraciques actuellement sont extrêmement marqués.

En avant, matité assez étendue sous la clavicule droite.

En arrière, au même niveau, gargouillement se produisant dans tout le tiers supérieur ; de plus, la matité à ce niveau semble limiter tout le lobe supérieur du poumon droit. En même temps souffle caverneux, toux et voix caverneuses.

A gauche, presque rien : une respiration supplémentaire, puérile.

Depuis quelques jours, la dyspnée avait augmenté, disions-nous. Elle semble avoir cru en raison de l'extinction de voix.

Par moments, le malade présente de véritables accès de suffocation. Ils rappellent un peu ceux de l'œdème de la glotte. Depuis deux jours surtout, ils sont plus nombreux et plus longs.

Ils sont précédés, dit le malade, d'une sensation de piqûre, comme si une épingle était fortement fixée à son larynx. Cette sensation augmente, devient un véritable sentiment de cuisson, puis cela se résout en une quinte de toux et en un accès de dyspnée énorme, le malade ne pouvant se débarrasser des corps étrangers qui semblent obstruer son larynx. Crachats caractéristiques.

Depuis deux jours, diarrhée.

De plus, dans ces derniers temps, le malade a présenté les phénomènes abdominaux suivants :

Le ventre est tendu, peu douloureux, néanmoins il l'est par instants.

De plus, le développement des veines de la paroi abdominale est notable du côté droit. De plus, si l'on fait coucher vivement le malade d'un côté, après l'avoir laissé reposer de l'autre, on a la sensation d'un choc de liquide plus abondant aujourd'hui, sans pour cela que la quantité en soit bien notable. De plus, les jambes présentent un œdème qui disparaît quand le malade est couché, mais qui cependant est plus persistant aujourd'hui. De plus, le malade se plaint encore sur le trajet des vaisseaux fémoraux d'une douleur; il n'y a cependant sur leur trajet ni dureté ni rougeur.

Examen laryngoscopique fait le 3 avril par M. le Dr Moura.

L'épiglotte est tuméfié. Rougeur quasi exulcérée sur les bords. L'épithélium est tombé. Les cartilages aryténoïdes restent écartés, de sorte que les cordes vocales ne peuvent ni s'enfler, ni par suite produire de son, on ne peut les apercevoir.

2° *Toux.* — Elle est *éructante*, d'après l'expression de Trousseau et Belloc, ou elle se borne simplement à un *hem* opiniâtre. Du reste ce n'est pas un phénomène qui doit être rattaché à la phthisie laryngée ; il n'y a toux que parce qu'il y a phymie pulmonaire. (Krishaber et Peter.)

3° *Expectoration.* — Ici rien de spécial. Jamais dans la première période de l'affection on n'y a trouvé de cils vibratiles indiquant la desquamation épithéliale et la tendance ulcérative. Tout au plus y a-t-on trouvé de petites masses puriformes et des stries sanglantes quand l'ulcération existe.

4° *Douleur*, souvent nulle. Elle peut-être *spontanée* et se borner à un léger sentiment de picotement et de brûlure à la gorge.

Uu élève de M. Isambert, M. le Dr Deel insiste à juste titre dans sa thèse sur un phénomène spécial : la douleur d'oreille, dont il essaie de donner une explication physiologique. Quelle que soit l'interprétation, le fait nous semble très-net, et peut être accepté sans commentaires.

Provoquée, la douleur peut devenir intolérable, et lorsqu'elle reconnaît pour cause le passage des bols alimentaires, elle peut entraîner la dysphagie la plus atroce.

COMPLICATIONS ET TERMINAISONS.

Complications. — Nous avons insisté plus haut sur l'œdème de la glotte et les abcès laryngés, nous n'y reviendrons pas ; nous n'insisterons pas non plus sur les excroissances polypeuses. Rappelons l'*erreur de la déglutition* signalée par Trousseau dans les cas de lésions de l'épiglotte ; cependant il est vrai que la plupart des malades se passent très-bien d'épiglotte alors que chez eux elle est entièrement détruite par les ulcérations.

Terminaisons. — Presque jamais le sujet ne meurt par le larynx, mais l'impossibilité de se nourrir, le rétrécissement du conduit et la diminution de la colonne d'air introduite, entraînent à la longue l'anémiatosie ; de plus des complications pulmonaires ou intestinales ont bientôt amené la fièvre hectique, le marasme et la mort.

Signalons aussi les suppurations interminables des cartilages, qui peuvent produire la septicémie, par l'absorption, dans les voix digestives et respiratoires, des produits purulents de mauvaise nature.

TRAITEMENT.

Il eût été impossible d'arriver à ce chapitre sans traverser par les étapes successives que nous venons de parcourir ; c'était aller à l'aveugle et au juger. Les recherches auxquelles nous nous sommes précédemment livré nous ont appris qu'il existe entre les altérations du larynx et celles des poumons une similitude complète, que dans l'un et l'autre organe le processus anatomique est le même et la marche clinique identique;

Que la première forme que nous avons appelée forme vulgaire présente dans les périodes successives des manifestations souvent violentes et des complications fatales;

Que la seconde forme est plus rare, plus discrète dans sa marche, mais aboutit aussi à la destruction. Ce qui crée le danger dans la première forme, ce sont les complications à fracas et dans toutes deux c'est la détérioration générale de l'économie, c'est en un mot, comme on l'a dit, la diathèse.

Il faut donc combattre deux choses, la maladie générale et la maladie locale.

Il n'y a pas lieu de parler ici du traitement général, il sort de notre sujet et se rattache plus directement à l'histoire de la tuberculose en général. Il faut dire que tout dans ce dernier cas a été proposé ; le quinquina, le fer, l'arsenic, etc., etc., et que jusqu'à présent la thérapeutique a été impuissante à vaincre la maladie. Alors que la manifestation laryngée existe seule, le résultat doit-il être plus heureux ? L'existence même de la lésion locale est la marque d'un danger imminent; elle indique d'une façon irrécusable que l'individu est deprimé et profondément frappé. Cependant il faut faire dépendre le succès du traitement de deux choses qui sont :

1° La maladie locale.

2° Ses complications locales.

Ici encore nous écartons les complications générales qn'il ne peut entrer dans notre cadre de traiter, car elles sont liées d'une façon très-intime avec les symptômes généraux.

Nous suivrons dans le traitement de l'affection locale pas à pas les symptômes locaux, car il s'agit bien plus d'y remédier que de juguler la maladie.

TRAITEMENT DE LA MALADIE LOCALE ; MOYENS PALLIATIFS ; MOYENS CURATIFS.

Moyens palliatifs. — Quelles en sont les indications ?

La toux opiniâtre et la dyspnée réclament l'emploi des :

Stupéfiants. — L'extrait de belladone préconisé par Bennoti.

Les cigarettes de datura stramonium trempées et bouillies dans une solution d'opium (Cruveilhier père).

Les sels de morphine portés directement sur le derme avivé par un vésicatoire placé au devant du larynx.

Ce dernier moyen calmera la douleur ainsi que les injections sous-cutanées dans la même région à l'aide d'une seringue de Pravaz avec une solution de morphine au 1/40.

Contre *la douleur* quelquefois assez vive pour produire la dysphagie, on emploiera de l'opium à l'intérieur ou des topiques narcotiqnes portés directement sur le point malade ou bien encore pris sous formes d'inhalations de vapeurs opiacécs.

Balsamiques. — Ces moyens sont surtout vantés pour combattre le catarrhe et l'enrouement qui en résulte. Ce sont des vapeurs sèches, ou humides.

1 *Vapeurs humides.*

Vapeurs d'eau soit simples, soit chargées de substances médicamenteuses ou aromatiques.

2° *Vapeurs sèches.*

Air chaud et température constante.

Fumée de goudron.

Fumées de résines de toutes sortes, de tolu, d'eucalyptus globulus.

Fumée de jusquiame, de tabac, de pavots.

Trousseau recommandait comme adjuvant le repos de l'organe, la voix soufflée plutôt que parlée et l'écriture plutôt que la voix.

Une seconde classe importante des balsamiques, ce sont les eaux minérales naturelles et artificielles dans lebut de modifier la muqueuse.

Les plus recommandées sont les eaux françaises de Cauterets (une bouteille par jour), les Eaux-Bonnes (sulfureuses), les eaux arsenicales de la Bourboule et du Mont-Dore dans la première périodee.

Les stations thermales de Vernet et d'Amélie-les-Bains. Quelques eaux allemandes peuvent être favorables ; ce sont : celle d'Ems, source de Ober-Salz-brunnen, etc.

Toutes les eaux pourront être prises soit à l'intérieur, soit en pulvérisations ou inhalations. Le séjour dans une station d'hiver, Menton, les îles d'Hyères, Alger, le Caire a été conseillé.

Un excellent moyen d'appliquer les topiques balsamiques sur le larynx et sur lequel insiste beaucoup M. Moura parce qu'il le trouve un peu trop délaissé, c'est le gargarisme, qui, fait avec soin, peut mettre directement en contact avec les liquides le larynx dans tous ses détails, jusqu'aux cordes vocales. On peut faire agir ainsi même des topiques assez irritants tels que l'alun, et une solution très-étendue de nitrate d'argent. (Moura.)

On a employé aussi les topiques sous forme de poudre, on a appliqué ainsi l'alun, le tannin, le nitrate d'argent. Trousseau employait des poudres anodines telles que le sous-nitrate de bismuth et le sous-acétate neutre de plomb.

Trousseau et Belloc pensaient qu'on peut guérir une phthisie laryngée au début et citent dans l'observation 26 de leur mémoire un cas où ils auraient guéri un malade par le traitement suivant :

Silence.

Lait d'ânesse et Eaux-Bonnes (artificielles pendant l'automne).

Insufflation dans le larynx de sous-nitrate de bismuth, puis d'une poudre contenant 1/8 d'acétate neutre de plomb sur 7/8 de sucre candi en poudre.

M. Deel dans sa thèse déjà citée recommande un topique sous forme de gargarisme et ainsi conçu :

Iode métalloïdique. . . . .   0,50 centigr.
Iodure de potassium. . . .   2   grammes.
Sirop diacode   60   grammes.
Eau   —   250   grammes.

Dérivatifs. — On en a employé de généraux et de locaux. Les premiers consistant en vomitifs et purgatifs drastiques. Il faut s'en abstenir.

Bien préférables sont les dérivatifs locaux, les sinapismes et les rubéfiants.

Trousseau conseillait contre l'aphonie nerveuse la syncope par la saignée debout.

Quelle que soit l'autorité de son grand nom on peut dire que le moyen est détestable, car il ne viendra à personne l'idée d'employer chez un individu affaibli un moyen aussi violent contre un accident aussi banal.

Moyens curatifs. — On en a employé d'empiriques et plus nuisibles encore que n'est la maladie; il faut regarder comme à jamais abandonnées les inhalations de chlore, d'acide hydro-sulfurique, de cinabre et d'acide sulfureux; l'acide sulfurique et la pâte de Canquoin, dont Bennett dit avoir tiré de s merveilleux résultats, doivent être aussi rejetés. Il faut aussi être sobre des mercuriaux tels que le calomel et le sel de Boutigny, ce dernier conseillé par M. Moura ; les mercuriaux sont regardés par des esprits très-judicieux comme défavorables aux phthisiques.

Nous recommanderons les solutions caustiques employées avec modération.

M. le professeur Béhier rejette la teinture d'iode comme pouvant favoriser l'œdème de la glotte.

Il rejette à plus juste titre à notre sens les solutions caustiques de sulfate de cuivre et de nitrate acide de mercure.

Quant à la teinture d'iode nous en avons vu tirer d'excellents effets.

On a employé avec succès le nitrate d'argent en solution au 1/10, 1/20, 1[100 et 2[100.

COMPLICATIONS LOCALES.

1° *Moyens palliatifs*. — Nous nous occuperons ici du traitement que nécessitent les végétations polypiformes autour des ulcérations, le boursouflement chronique inflammatoire, et les abcès péri et intra-laryngés par suite de nécrose.

Contre les végétations polypeuses il n'y a pas de moyen palliatif, il n'y a qu'un traitement curatif.

Le boursouflement inflammatoire peut diminuer sous l'influence des révulsifs, ce sont du reste les moyens employés contre les chondrites suppurées.

M. Moura emploie le sel de Boutigny en glycérolé, en applications extérieures ou même directes. Nous avons exposé plus haut notre sentiment sur ce moyen qui cependant a donné de bons résultats à son auteur.

On a conseillé des frictions avec l'huile de croton tiglium, moyen douloureux et abandonné complétement.

Des pointes de feu, des points de caustiques de Vienne, et les moxas ont été tour à tour vantés ; je doute que les malades veuillent se soumettre à cette pratique; M. Isambert a tiré de bons résultats de l'acide chromique à 1/4 ou 1/2 p. 100 porté directement contre l'œdème. Ce moyen produirait une contraction des tissus favorable à leur dégorgement.

2° *Moyens curatifs*. — Contre les végétations polypeuses, M. Isambert conseille la destruction à l'aide du chlorure de zinc à la dose de 1/4 et 1/2 pour 100 d'eau et de l'acide chromique à la même dose.

Boursouflement chronique inflammatoire. — On a conseillé des antiphlogistiques: sangsues au niveau du larynx, légères scarifications externes au niveau de la fourchette sternale. M. Moura fait contre cette complication des scarifications locales sur la base de la langue avec un petit scarificateur approprié. Il a bien voulu mettre sous nos yeux d'excellents résultats tirés de sa pratique particulière et où elles avaient donné un plein succès.

Dans les cas d'abcès périlaryngés ou intralaryngés, accessibles à la main, on devra se résoudre à une ponction capillaire ou à une ouverture par le bistouri à ciel ouvert. C'est le moyen conseillé par M. Moissenet chez le malade qui fait le sujet de l'observation citée plus haut (obs. 6). L'expectation plus longue expose le malade à une asphyxie lente. Il faut confesser cependant que tout ce que l'on pourra attendre de ce moyen c'est une fistule par laquelle se videra perpétuellement l'abcès et par laquelle s'élimineront des séquestres de cartilages nécrosés.

Enfin la trachéotomie sera la ressource suprême dans les cas où le boursouflement énorme ou bien une collection purulente intralaryngienne rendront la suffocation imminente; mais ce n'est que dans ces cas qu'elle trouvera une application utile.

MODE D'EMPLOI DES CAUSTIQUES.

On les a employés en nature sous forme de crayons (crayons de sulfate de cuivre, crayons de nitrate d'argent). Ils sont d'un emploi difficile sous cette forme. Cependant nous avons vu M. Isambert faire usage d'un porte-crayon très-commode et très-ingénieux dont nous ne pouvons ici donner la description. On a appliqué aussi sous forme de poudre ces mêmes agents soit en insufflations soit à l'aide de l'éponge. Mais la forme sans contredit la plus utile est celle de solution appliquée à l'aide d'une éponge à l'extrémité de la baleine du cathéter, ou de la pince de Trouvé (Trousseau, Isambert), ou bien à l'aide du porte-pinceau de Krishaber.

M. Krishaber fait à l'éponge un procès très-mérité à notre avis. Il faut perpétuellement la changer, et si on néglige ce soin on est exposé à transporter dans ses aréoles les accidents d'un malade à un autre. Pour remplacer l'éponge M. Krishaber a inventé un fort ingénieux instrument que nous pouvons, grâce à sa libéralité, reproduire dans la gravure annexée à notre thèse.

Porte-caustique de Krishaber.

C'est une pipette recourbée et ouverte à son extrémité B. En A. se trouve une petite ouverture supérieure, par laquelle l'instrument étant tenu par le manche et plongé dans un liquide médicamenteux, on peut supprimer la pression atmosphérique.

Le doigt est ensuite enlevé et le liquide tombe goutte à goutte sous l'influence de cette même pression. La longueur plus ou moins considérable de l'instrument que l'on plongera dans le liquide au moment où on supprimera la pression atmosphérique fera varier la quantité de liquide retenu.

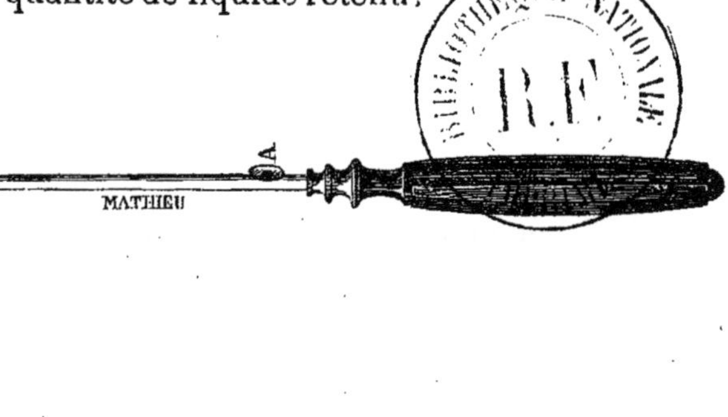